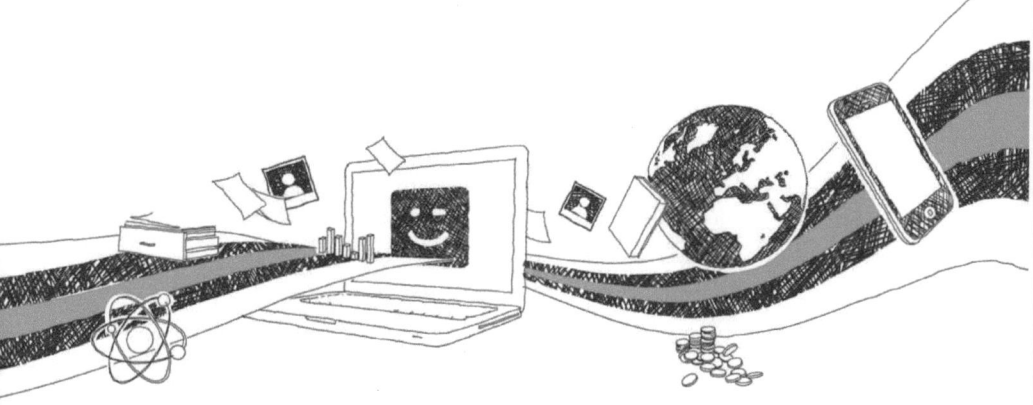
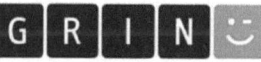

Bibliografische Information der Deutschen Nationalbibliothek:

Die Deutsche Bibliothek verzeichnet diese Publikation in der Deutschen National-
bibliografie; detaillierte bibliografische Daten sind im Internet über http://dnb.d-
nb.de/ abrufbar.

Impressum:

Copyright © 2015 GRIN Verlag, Open Publishing GmbH
Druck und Bindung: Books on Demand GmbH, Norderstedt Germany
ISBN: 978-3-668-14928-1

Dieses Buch bei GRIN:

http://www.grin.com/de/e-book/315686/pflegephaenomen-aggression-messinstru-
mente-pflegediagnosen-und-interventionsmoeglichkeiten

Kim Albrecht

Pflegephänomen "Aggression". Messinstrumente, Pflegediagnosen und Interventionsmöglichkeiten

GRIN Verlag

GRIN - Your knowledge has value

Der GRIN Verlag publiziert seit 1998 wissenschaftliche Arbeiten von Studenten, Hochschullehrern und anderen Akademikern als eBook und gedrucktes Buch. Die Verlagswebsite www.grin.com ist die ideale Plattform zur Veröffentlichung von Hausarbeiten, Abschlussarbeiten, wissenschaftlichen Aufsätzen, Dissertationen und Fachbüchern.

Besuchen Sie uns im Internet:

http://www.grin.com/

http://www.facebook.com/grincom

http://www.twitter.com/grin_com

Inhaltsverzeichnis

Abbildungsverzeichnis

Abkürzungsverzeichnis

allg.	allgemein(e)
Bez.	Bezeichnung
bzw.	beziehungsweise
d.h.	das heißt
evtl.	evtentuel(le)
et al.	et alii (= „und andere")
etc.	et cetera
lat.	lateinisch
MOAS	Modified Overt Aggression Scale
NANDA-I	North American Nursing Diagnosis Association International
NOC	Nursing Outcomes Classification
OAS	Overt Aggression Scale
Pat.	Patient
S.	Seite
WHO	Word Health Organization
z.B.	zum Beispiel
Zit.	Zitat

1 Einleitung

Es gibt eine Vielzahl an Definitionen, welche das Phänomen der Aggression beschreiben. So ist es ungemein schwer genaue Aussagen treffen zu können. Die Literatur beschreibt die Aggression immer als ein absichtlich schädliches Verhalten (psychisch und/oder physisch) gegenüber Dingen, Menschen und Tieren. Dies wird in differenzierter Art und Weise dargestellt, mit einer Vielzahl an Faktoren, welche die Aggression beeinflussen. Beeinflussende Faktoren und Indikatoren geben Auskunft darüber, welche Bedeutung und Auswirkung das Phänomen der Aggression hat. Die Wechselseitigkeit zwischen den beeinflussenden Faktoren und Auswirkung kann das Phänomen verstärken. Internationale Assessmentinstrumente beschreiben Items, mit welchem man die Aggression messen kann, sowohl prospektiv als auch die Aggression selbst. Während die Literatur von Messinstrumente, welche die Selbstauskunft berücksichtigen ablehnt, finde ich es wichtig, unter bestimmten Voraussetzungen diese mit einzubinden. Durch ein adäquates Messinstrument kann eine gute Einschätzung der Situation durch die Pflegediagnostik erfolgen, um passende Interventionen, die eine gute Validität und Reliabilität haben, einleiten zu können. Patientenergebnisse nach der Pflegeergebnisklassifikation NOC, können Auskunft darüber geben, ob und wie eine Intervention wirksam ist. Die folgende Arbeit soll diesen Prozess anhand von Beispielen und Realitätsbezügen beschreiben. Für einen besseren Lesefluss wurde in der Arbeit in der männlichen Form geschrieben, wobei immer die weibliche Form selbstverständlich immer eingeschlossen ist.

2 Definitionen

Tabelle 1: Definitionen von Aggression

„Aggression (lat. Aggressio Angriff, Attacke) allg. Bez. für jedes Angriffsverhalten des Menschen u. des Tiers, das gegen andere Lebewesen, sich selbst (Autoaggression) od. gegen Dinge gerichtet u. sowohl genetisch angelegt als auch reaktiv auslösbar ist (z.B. bei Angst od. drohendem Machtverlust).“ (Zit. Pschyrembel 2011 S. 33)
„Definitions of violence and aggression usually include some combination of the following elements: an expression of energy that may be goal directed; an immoral, repulsive and inappropriate behaviour; the intention to harm, damage or hurt another person physically or psychologically; the intention to dominate others; the experience and expression of anger; defensive and protective behaviour; verbal abuse, derogatory talk, threats or non-verbal gestures expressing the same; the instrumental use of such threats to acquire some desired goal;

> *damage to objects or the environment, from vandalism through to smashing of windows, furniture and so on; attempting to or successfully physically injuring or killing another person with or without the use of weapons, or forcing another to capitulate to or acquiesce in undesirable actions or situations through the use of force; and inappropriate, unwanted or rejected sexual display or contact."* (Zit. Tyrer et al. 2015 S. 19)

> *"Aggression is overt action intended to harm. This term describes animal and human behavior. Various rating scales are used to assess human aggression. These scales may separately assess verbal aggression, aggression against objects, against self, and against others (Yudofsky et al. 1986). The term aggression tends to be used in biomedical and psychological context."* (Zit. Volavka 2013: S. 24)

> *"...Patient aggression and violence is defined as any form of behavior intending to harm a nurse against his or her wishes, by the application of force; severe verbal abuse or threat where it is judged likely to turn into actual violence; serious or persistent harassment (including racial or sexual harassment); threat with weapon; major or minor injury; and fatalities."* (Zit. Boom-Chuan 2010: S. 18)

> *"Aus psychologischer Sicht ist Aggression ein auf Schädigung ausgerichtetes Verhalten und Gewalt eine schwerwiegende Form von Aggression. Aggression wird dabei in Verbindung mit leichten körperlichen Schäden und kleinen Regelverstößen gesehen. Gewalt dagegen wird mit schweren Folgen und Übertretungen von Gesetzen assoziiert."* (Zit. A. Zeh et al. 2009: 450)

Aggression wird in der Literatur vielseitig definiert und wird in verschiedenen Dimensionen dargestellt. Der Gewalt-und Aggressionsbegriff wird oft gemeinsam benannt, mal wird er als Synonym verwendet, mal steht er im direkten Zusammenhang. In der Pflegefachsprache hat der Aggressionsbegriff verschiedene Facetten. So kann es problematisch sein, eindeutige Aussagen zu treffen. Wann wird ein Mensch aggressiv oder wann ist er aggressiv? In Gesprächen mit Pflegefachkräften hört man oft Aussagen wie: „Pat. zeigt aggressives Verhalten", „...läuft den ganzen Tag aggressiv über die Station", „Pat. ist fremdaggressiv". Hinzu kommt, dass einzelne Pflegefachkräfte die Aggressivität unterschiedlich interpretieren. Im Fokus steht meist eine Bedrohung bzw. ein Schaden für die Sicherheit und/oder Unversehrtheit für andere Menschen oder Dinge durch die aggressive Person. Hinzu kommt, dass der Aggressionsbegriff in den Publikationen meist einen negativen Hintergrund hat. Die Literatur, die für diese Arbeit verwendet wird, wurde darauf geprüft, welchen Aggressionsbegriff die Forscherteams nutzten. Die Definitionen werden in Tabelle 1 dargestellt. Alle Definitionen interpretieren Aggression als eine Verhaltensweise, welche Schaden verursacht. Einige sind eher allgemein gehalten, andere beschreiben konkretes Verhalten und nehmen Beispiele hinzu. So wird im Pschyrembel 2011 die Aggression allgemein definiert, als Angriffsverhalten gegen Lebewesen, Dingen oder gegen sich selbst von Mensch und Tier. Weiter wird beschrieben, dass zwei Indikatoren, nämlich genetische Veranlagung und reaktive Auslöser, die Aggression hervorrufen können. Die Leitlinie von Tyrer et al. 2015 definiert den Aggressionsbegriff gemeinsam mit dem Gewaltbegriff. Die Forscher beschreiben diese als Kombination von Elementen wie: Ausdruck von Energie, welche zielgerichtet sein kann, Ausdruck von Wut, Abwehr-u. Schutzverhalten. Diese sind die einzigen Elemente, welche auch positiv verstanden werden können, wobei ich hier die Wut durch Ärger ersetzen würde. Wut interpretiere ich als einen Eskalationsbegriff, der die Kontrollfähigkeit herabsetzt. Elemente wie unmoralische, abstoßende und unangemessene Verhaltensweisen, die Absicht Schaden zu verursachen, andere beherrschen zu wollen, zu beschimpfen, zu drohen (verbal und non-verbal), Schäden an Sachen oder Umwelt zu verursachen. Auch Vandalismus bis zu Zerstören von Gegenständen, Körperverletzung mit und ohne Waffen, hin bis zur Tötung von Personen. Auch das erzwingen von unerwünschte sexuelle Kontakte, sind als negative Elemente zu verstehen. Dimensionen wie physische und psychische Aggression/Gewalt werden in dieser Definition mit berücksichtigt. Valavka 2013 differenziert zwischen Aggression und Gewalt. Er beschreibt aber den Aggressionsbegriff als Maßnahme, Schaden zu verursachen durch Tier und Mensch gegen Objekte, gegen sich selbst oder andere. Der Forscher sagt aus, dass der Aggressionsbegriff im Kontext von Biomedizin und Psychologie steht. Während der Gewaltbegriff eher im soziologischen und kriminologischen Zusammenhang Verwendung findet. Aggression und Gewalt wird auch von Boom-Chuan 2010 zusammen als Synonym verwendet. Er definiert die Aggression an einem konkreten Beispiel, als jede Form von Verhalten, welches die Absicht hat, einer Krankenschwester zu schaden. Auch hier werden Elemente wie Beschimpfungen, Androhungen, rassistische und sexuelle Belästigung, Drohung mit einer Waffe und sogar Tötung eingeschlossen. Zeh et al. 2009 treffen folgende Aussage: Gewalt und Aggression werden unterschiedlich definiert. Einige Studien und Publikationen verwenden nur den Gewaltbegriff, andere wiederum verwenden beide als Synonym oder es werden beide Begriffe in die Arbeiten eingeschlossen. Es werden Unterschiede gemacht, dass Gewalt im Kontext mit physischer Gewalteinwirkung steht demgegenüber der *„Aggressionsbegriff, wenn es sich um* *verbale Übergriffe handelt"* (Zit. Zeh et al. 2009: S. 450). Die psychologische Sichtweise, dass Aggression eine auf Schädigung ausgerichtete Verhaltensweise ist, und Gewalt eine schwerwiegende Form der Aggression darstellt, finde ich als bedenklich. Hier soll Aggression mit leichten körperlichen Schäden und kleinen Regelverstößen einhergehen, wobei Gewalt mit schweren Konsequenzen und übertreten von Gesetzen gesehen wird. Dabei stellt sich mir die frage: „Wann handelt es sich um eine leichte Körperverletzung und wer legt die Regeln fest?" Hinzu kommt, dass die emotionale Verletzung oder Schädigung ganz außer Acht bleibt. Die Forscher geben zu Bedenken, dass es offen bleibt, wann aggressives Verhalten in gewalttätiges Verhalten umschlägt. Die WHO verwendet nur den Gewaltbegriff und schließt darin alle Formen/Elemente der Aggression und Gewalt mit ein. Obwohl Aggression und Gewalt in einem direkten Kontext stehen und die Übergänge fliesend sind, sollten diese Begriffe getrennt definiert werden. Aggression hat seinen Fokus im emotionalen/psychischen Bereich und kann den physischen Bereich mit einschließen, wobei Gewalt seinen Schwerpunkt im physischen Bereich hat.

3 Faktoren, welche die Aggression beeinflussen und Indikatoren für das Phänomen

Laut Beck et al. 2013 (welche Aggression u. Gewalt als Synonym verwenden) ist der akute-, chronische-, und abhängige Alkoholkonsum ein Faktor, welcher die Aggression beeinflusst. Dies bestätigt auch die Prävalenzrate, akute Alkoholintoxikation spielt bei der Hälfte aller Gewaltverbrechen und sexuellen Übergriffen eine entscheidende Rolle. Es muss berücksichtigt werden, dass individuelle unterschiede eine signifikante Rolle spielen und das alkoholbedingte Aggression multifaktoriellen Bedingungen unterliegt. Der Konsum von Alkohol beeinflusst die kognitive Funktion negativ. Diese sind in folgenden Variablen unterteilt: exekutive Funktion (Fähigkeit zur Hemmung und Kontrolle von Verhaltensweisen), Informationsverarbeitung und individuelle Unterschiede in der Wirkungserwartung an den Alkoholkonsum. Ein weiterer Faktor ist das soziale lernen. Man lernt von Freunden oder Familie alkoholbedingtes aggressives Verhalten. Der Konsum von Alkohol beeinträchtigt Hirnareale, welche für Hemmung und Kontrolle zuständig sind. Qualitäten wie Selbstregulation, Aufmerksamkeit, Informationsverarbeitung und Entscheidungsfindung werden dadurch negativ beeinflusst und sind beeinflussende Faktoren. Weitere individuelle Faktoren sind: das Geschlecht (Männer sind gefährdeter unter Alkoholkonsum aggressiv zu reagieren), Charaktereigenschaften (suche nach neuen Erlebnissen, um Spannung zu erfahren), hohe Grundirritabilität, mangelnde Empathie und maladaptive Trinkmotive (z.B. als Bewältigungsstrategie). Zuletzt wird darauf verwiesen, dass auch die genetische Disposition (erhöhte Vulnerabilität) ein Faktor für alkoholbedingte Aggression sein kann. Krakowski & Czobor 2013 (welche Aggression und Gewalt als Synonym verwenden) benennen die Fehlregulation von Emotionen und Affekten, sowie eine beeinträchtigte Impulskontrolle als Faktoren, welche Einfluss auf aggressive Verhaltensweisen nehmen. Diese können durch eine serotonerge Störung der Neurotransmission hervorgerufen werden und Depression oder Schizophrenie verursachen. So haben Menschen mit diesen Erkrankungen ein erhöhtes Risiko für aggressive Verhaltensweisen. Dies bestätigt Volavka 2013 in seiner Publikation. Er fügt noch antisoziale Persönlichkeitsstörungen und Psychopathien hinzu, auch andere Symptome wie Verwirrung, Wahnvorstellungen oder Halluzinationen. Boom-Chuan et al. 2010 fügt meiner Meinung nach zwei wichtige Faktoren hinzu: eine negative Grundeinstellung des Pflegepersonals und Zwangsbehandlung gegenüber aggressiven Patienten. Dies führt unweigerlich zu einem „Teufelskreis", in dem sich Aggressive Verhaltensweisen potenzieren können. Zeh et al. 2009 geben Risikofaktoren an, welche Einfluss darauf haben, ob man sich für Aggressives verhalten entscheidet und unterteilen sie in drei Kategorien.

Umgang mit den Patienten:

Menschen die bereits mal Aggressiv waren, haben ein erhöhtes Risiko auf weitere aggressive Verhaltensweisen, Diagnosen wie Schizophrenie werden mit aggressiven verhalten assoziiert. Ebenso Drogen- und Alkoholmissbrauch oder Zugang zu Waffen. Aggressionen treten häufig auf bei Pflegehandlungen im Intimbereich, Missverständnisse zwischen Pflegende und dem Patient, welcher ein Gefühl der Hilflosigkeit empfinden, ebenso Vorgefertigte Haltungen, Gefühle, od. Erwartungen.

Arbeitsumgebung und /–bedingungen:

Überfüllte und ungemütliche Warteräume, lange Wartezeiten, geringe Privatsphäre, Mitpatienten mit Verhaltensstörungen, wechselndes und dadurch unvertrautes Personal.

Personal und Organisation:

Lange Verweildauer, niedriger Qualifikationsstand des Personals, unfreiwillige Einweisung, Einsatz von Fixierungen, Akzeptanz von Gewalt gegenüber Mitarbeitern, fehlende Unterstützung und Beratung durch Vorgesetzten.

4 Auswirkungen und die Bedeutung des Phänomens

Die Auswirkung der alkoholbedingten Aggression verschafft erhebliches persönliches Leid und erhebliche sozioökonomische Kosten (vgl. Beck et al. 2013). Dies kann ich bestätigen. Aber nicht nur die alkoholbedingte Aggression, sondern Aggression und Gewalt insgesamt verursacht großes Leid, sowohl für den aggressiven Menschen als auch den Personen in seiner Umgebung. Boom-Chuan et al. 2010 gehen auf die Auswirkung und Bedeutung der Aggression gegenüber Pflegepersonal ein. Durch die verschiedenen Aggressionsformen, welchen das Pflegepersonal ausgesetzt ist, ergeben sich Konsequenzen wie z.b. reduzierte kognitive-, emotionale-, und Verhaltensleistung. Dies wird von den Forschern als Bewältigungsstrategie interpretiert. Diese Bewältigungsstrategie ist zwar nachvollziehbar, aber ist eine Gegenübertragung der Pflegekräfte und führt zu weiterer Aggression. Somit entsteht ein „Teufelskreis", welcher von negativen Gefühlen (Angst, Gefühl der Provokation, Wut od. Ärger etc.) geprägt ist. Des weiteren führt aggressives Verhalten dazu, dass Reaktionen wie Schock, Depression, Demoralisierung, Grübeleien, Schuld etc. auslöst, was dazu führt, dass aggressive Patienten gemieden werden, die Patientenorientierung nachlässt und die Arbeitsqualität negativ beeinflusst wird (vgl. Boom-Chuan et al. 2010). Dies hat natürlich Auswirkung wieder auf den aggressiven Patienten. Er fühlt sich provoziert, vernachlässigt, machtlos, nicht ernst genommen und so weiter. Aus meiner Sicht hat eine solche Auswirkung für den aggressiven Menschen die Bedeutung, dass er mit seiner Auffassung (Einflussfaktoren) recht hatte und wird in seinem Verhalten bestätigt. Aus diesen Gegenübertragungen heraus ist die Gefahr groß, dass aus den Pflegekräften selbst eine aggressive Personen werden.

5 Möglichkeiten, um das Phänomen zu erfassen und zu messen

Erfassungsinstrumente mit welchen man Aggression messen kann, werden laut Literatur (Zeh et al. 2009) in drei Kategorien unterteilt. Dies finde ich sinnvoll, um eine zielgerichtete Erfassung zu realisieren. Die überarbeitete Staff Oberservation Aggression Scale (SOAS-R) hat den Fokus auf das Aggressionsereignis. Dieses Instrument bezieht sich allein auf das Ereignis und nicht auf das Phänomen der Aggression. Items wie Reizbarkeit, Dysphorie, soziale Verhaltensstörungen, ungezielte und gezielte verbale Aggressivität, Negativismus, tätliche Angriffe auf Personal und Sachen. Auch auf andere Personen sowie autoaggressives Verhalten aus dem Social Dyfunktion and Aggression Scale (SDAS) ermöglichen die Diagnostik von Aggressivität. Diese Items sind meiner Meinung gut, da sie auch Bezug auf die Emotionalität nehmen welche für mich ausschlaggebend ist. Allerdings scheint es mir zu wenig. Items wie Angst, Hilflosigkeit, Hoffnungslosigkeit sind von großer Bedeutung und sollten berücksichtigt werden. Die Brøset violence checklist (BVC) ist ein Instrument welches die Aggressivität prospektiv messen soll. Unsicherheit, Irritation, ungestümes Verhalten, körperliche Bedrohung, verbale Bedrohung und Angriff auf Objekte sind Items, welche Informationen geben sollen, ob in den nächsten 24 Stunden mit aggressiven Verhalten zu rechnen ist. Prospektiv aggressives Verhalten zu messen, halte ich für sehr wichtig, da es Sicherheit geben kann. Denn eine Bedrohung oder Angriff auf Objekte ist bereits aggressives Verhalten. Für das prospektive Erfassen von Aggression wäre für mich wichtig, die Intuition der Pflegefachkräfte zu berücksichtigen: diese wird nämlich in keinem Erfassungsinstrument einbezogen. Bei einer kleinen Umfrage an meiner Arbeitsstelle (geschützte psychiatrische Akutabteilung) berichteten die meisten Kollegen, dass sie oft schon im Vorfeld spüren (Intuition), ob ein Patient Aggressiv wird. Diese Aussage kann ich nur bestätigen. In vielen Fällen tritt aggressives Verhalten ein. In der Literatur werden Selbstbeurteilungsskalen als Fehlerquellen identifiziert, da sie unkontrollierbaren Einschätzungen unterliegen wie: Subjektivität, soziale Erwünschtheit und Beeinträchtigungen der kognitiven Integrität. Dies ist zwar richtig, dennoch finde ich es sehr wichtig, einzelne Items, unter bestimmten Voraussetzungen wie „Face-to-Face-Kontakt" und adäquate Schulung der Mitarbeiter, zu erfassen. So z.B. Items wie: „Neigen sie grundsätzlich zu Aggressiven Verhalten?", „Welche Situationen machen sie Aggressiv?", „Was kann Motivation sein Aggressiv zu werden?", „zu welcher Art der Aggression tendieren sie?" und „wie fühlen sie sich nach einer Aggressiven Handlung?". Einen Performanztest zu machen ist nicht möglich. So z.B. jemanden in eine Stresssituation zu bringen, um zu schauen, ob dieser aggressiv reagiert kann fahrlässig werden. Viel wichtiger ist es aufmerksam zu sein, Verhaltensweisen zu beobachten, um diese dann zu beurteilen. So kann man erkennen, welche Faktoren hier für das aggressive Verhalten verantwortlich waren. Ein nummerischer Summenscore (z.B. Likert-Scala) ist wichtig, um genaue Aussagen treffen zu können (z.B. Schwere der Aggression), sollte aber nicht ausschließlich benutzt werden, da subjektive Angaben von professionellen Fachkräften wichtige Informationen geben können.

7

6 NANDA Pflegediagnosen zu Aggression

Tabelle 2: NANDA Pflegediagnosen

Domäne	Pflegediagnosetitel	Präsenz von Aggression (Beispiel in Merkmal bzw. Faktoren)	Pflegepraktisches Beispiel
5 Wahrnehmung/ Kognition	*Ineffektive Impulskontrolle: Ein Muster der Durchführung von schnellen, ungeplanten Reaktionen auf interne oder externe Reize ohne Rücksicht auf negative Konsequenzen dieser Reaktionen auf das impulsive Individuum oder andere.* (Zit. NANDA International 2012-2014, S. 282)	*Merkmale: Handeln ohne nachzudenken, Erregbarkeit, Temperamentausbrüche, soziale Grenzen überschreitendes Verhalten gegenüber Fremden, Gewalttätigkeit* *Faktoren: Affektstörung* (Zit. NANDA International 2012-2014, S. 282)	Fr. F. soll durch einen richterlichen Beschluss 4 Wochen stationär behandelt werden. Bei dem Versuch, ihr zu erklären, aus welchen Gründen der Aufenthalt nötig ist, schreit sie und verwendet Kraftausdrücke. Sie überschreitet den intimen Raum (<50cm). Sobald im Raum ein Geräusch zu hören ist schaut sie hektisch herum und die Muskulatur im Gesicht spannt sich an. Sie lässt es nicht zu dem Personal zuzuhören indem sie nicht aufhört zu reden. Plötzlich nimmt sie den Stuhl und wirft ihn gegen die Fensterscheibe und greift Sr. A. an den Hals.
9 Coping/ Stresstoleranz	*Angst: Unbestimmtes Gefühl des Unbehagens oder der Bedrohung, das von einer autonomen Reaktion begleitet wird (häufig unbestimmte oder dem Individuum unbekannte Quelle); eine Besorgnis, die durch die vorweggenommene Gefahr hervorgerufen wird. Es ist ein Warnsignal für drohende Gefahr und ermöglicht dem Individuum, Maßnahmen zum Umgang mit der Gefahr einzulei-*	*Merkmale: Umherblicken, Schlafstörung, Ruhelosigkeit, Selbstfokussiert, Reizbarkeit, Übererregt, Beunruhigt, angespannte Gesichtszüge, Erhöhte Anspannung, Verwirrtheit, Vergesslichkeit, Beeinträchtigte Aufmerksamkeit* *Faktoren: Stress, unbefriedigte Bedürfnisse* (Zit. NANDA International 2012-2014, S. 358)	Hr. A. 86 Jahre, ist an diesem Morgen aufgenommen worden, er lief ziellos und mit nur Unterwäsche bekleidet auf der Schnellstraße umher. Hr. A. kann keine Angaben machen wer er ist, woher er kommt und welche Jahreszeit derzeit ist. Er redet nur davon nachhause zu wollen, da seine Mutter auf ihn wartet. Auf Fragen reagiert er mit aufgerissenen Augen und angespannter Körperhaltung. Hr. A. rüttelt und tritt gegen die Tür ohne unterlass. Wenn man auf ihn zukommen will ballt er die Fäuste und droht „kommt mir nicht zu nahe, sonst ist was los".

	ten. (Zit. NANDA International 2012-2014, S. 358)		
11 Sicherheit/ Schutz	*Gefahr einer fremdgefährdenden Gewalttätigkeit: Risiko, dass eine Person Verhaltensweisen zeigt, die Anderen physischen, emotionalen und/oder sexuellen Schaden zufügen können* (Zit. NANDA International 2012-2014, S. 446)	*Risikofaktoren: Körpersprache (z.b. starre Körperhaltung, Ballen der Fäuste und Anspannung des Kiefers, bedrohende Haltung), Indirekte Gewalt in der Vorgeschichte (Wutanfall, Herum-Schreien, Werfen von Gegenständen, Fenster einschlagen), Vorgeschichte der Gewalt gegenüber anderen (Schlagen, Treten, Spucken), Vorgeschichte des Suchtmittelmissbrauchs, Vorgeschichte der Androhung von Gewalt (verbale Drohungen gegen Personen, Fluchen, drohende Gesten), Impulsivität, Pathologische Intoxikation* (Zit. NANDA International 2012-2014, S. 446)	Hr. A. soll auf der Akutstation aufgenommen werden. Er kommt mit Polizei und Rettungsdienst und ist mit Handschellen versehen. Während dem Transfer auf Station schreit er laut herum, beschimpft alle die dabei sind. Plötzlich richtet er seinen Körper auf und schreit „macht mir die Dinger ab, dann schlag ich euch Kaputt". Seine Handgelenke weisen von den Handschellen Wunden auf. Die Polizei berichtet, er habe auf der Straße andere Menschen beschimpft, geschupst und mit Steinen ein Autofenster eingeworfen.
4 Aktivität/Ruhe	*Schlafmangel: Andauernde Perioden der Schlaflosigkeit (Aufrechterhaltung der natürlichen, regelmäßigen Aufhebung des relativen Bewusstseins)* (Zit. NANDA International 2012-2014, S. 240)	*Merkmale: Akute Verwirrtheit, Unruhe, Angst, Halluzinationen, Reizbarkeit, Unwohlsein, Wahrnehmungsstörung (Wahnvorstellung), Ruhelosigkeit, Vorübergehende Paranoia* (Zit. NANDA International 2012-2014, S. 240)	Fr. F. schläft seit drei Tagen nicht mehr, sie findet nicht zur Ruhe. Auf Ansprache beschimpft sie das Personal und Andere. Fr. F. läuft fast den gesamten Tag und Nacht auf dem Flur auf und ab, möchte nicht angesprochen werden. Sie schaut oft hektisch hinter sich als ob sie verfolgt wird. Wenn man ihr entgegen kommt, hat sie weit aufgerissene Augen und ein angespanntes Gesicht. Manchmal schreit sie einen an „hör auf mich ständig zu verfolgen". Die Eltern berichten, dass sie das Verhalten nicht von ihr

			kennen und auch nicht das sie nicht mehr schläft. Vor 5 Minuten kam sie zum Personal und sagte das sie unbedingt was zum schlafen brauche, ansonsten würde sie sich oder Anderen was antun.
7 Rollenbeziehung	*Beeinträchtigte soziale Interaktion: Ungenügende oder übermäßige Quantität oder unzureichende Qualität des sozialen Austauschs* (Zit. NANDA International 2012-2014, S. 337)	*Merkmale: Beeinträchtigte Interaktion mit anderen, Anwendung erfolgloser Verhaltensweisen bei sozialen Interaktionen* *Faktoren: Soziokulturelle Unstimmigkeiten* (Zit. NANDA International 2012-2014, S. 337)	Hr. B. (20 Jahre), ist seit zwei Tagen auf einer akutpsychiatrischen Station zur Alkoholentgiftung. Er lebt seit 10 Jahren in einer faschistischen Szene (Nazi). Dadurch das er nicht aufhört rassistische Äußerungen zu machen und ausländischen Mitpatienten mit Schlägen droht, gehen alle Mitpatienten ihm aus dem Weg und wollen nichts mit ihm zutun haben. Wenn Hr. B. vom Personal darauf angesprochen wird das er dieses verhalten unterlassen soll fängt er an zu schreien und droht dem Personal, dass er sie schlagen oder Inventar zerstören wird.

7 Evidencebasierte Interventionen

Bei den Interventionen ist zunächst zu unterscheiden zwischen der Pharmakotherapie und der Nicht-Medikamentösen Intervention. Nach Beck et al. 2013 gibt es Hinweise das eine Erhöhung der Serotoninkonzentration durch Antidepressiva, Symptome wie Unsicherheit und Ängstlichkeit lindern kann. Durch die Reduzierung der negativen Gefühle zeigt sich ein weniger aggressives Verhalten verbunden mit einer stärkeren Kompromissbereitschafft. Die erhöhte serotonerge Neurotransmission reduziert somit in erster Linie die negativen Emotionen. Dies kann eine Hemmung von aggressiven Verhaltensweisen erleichtern. Man geht davon aus, dass die Wahrnehmung von Umweltreizen als Bedrohung zu interpretieren, reduziert ist. Krakowski et al. 2013 bestätigen diese These, indem sie darauf hinweisen, dass Schwierigkeiten mit der Affektregulation und Impulskontrolle einen starken Einfluss auf aggressives Verhalten haben. Zudem wird auf die enge Verbindung zwischen Depression und Aggressivität durch den Mangel von Serotonin eingegangen. Die Anwendung von atypischen Neuroleptika kann durch die Unterdrückung von Positivsymptomen (Halluzinationen etc.) zu einer Verringerung von Aggressivität führen. Dies liegt auch an der zusätzlichen antidepressiven Wirkung der atypischen Neuroleptika. Volavka 2013 geht dabei auch auf die pharmakologische Intervention ein und bestätigt die Aussage von Krakowski et al. 2013. Auch wenn die pharmakologische Intervention mit Nebenwirkungen (z.b. Sedierung, extrapyramidale Störungen etc.) in Verbindung stehen, und die Anwendung solcher Interventionen in der Verantwortung der Ärzte liegt, finde ich es für die Pflegefachkräfte wichtig, sich ebenfalls mit dieser Art von Interventionen auseinanderzusetzen. Die Nicht-Medikamentöse Intervention steht für die Pflege im Fokus und ist im psychiatrischen Arbeitsfeld das priorisierte Arbeitsmedium. Kognitive Trainingsprogramme (z.b. Computergestützte Programme) können Fähigkeiten wie Verarbeitungsgeschwindigkeit, (verbale) Merkfähigkeit, Aufmerksamkeit und Problemlösungsfähigkeit fördern. Gerade Menschen welche unter Alkoholeinfluss stehen oder unter langjähriger Abhängigkeit leiden unterliegen kognitiven Beeinträchtigungen, was ein aggressives Verhalten begünstigen kann. Diese Intervention kann dazu beitragen, dass empirisch validierte Interventionen schneller, nachhaltiger aufgenommen und verarbeitet werden können. So können neu erlernte Umgangs-und Bewältigungsweisen besser abgerufen werden, um sie zu nutzen (vgl. Beck et al. 2013). Meiner Meinung kann diese Form von Intervention standardisiert werden. In meinem Arbeitsumfeld unterstützt diese Form der Intervention auch kognitiv nicht eingeschränkten Menschen, welche zu aggressiven Verhaltensweisen neigen. Diese Intervention kann Grundlage sein, um weitere Maßnahmen wirksamer werden zu lassen. Das Training sozialer Kompetenzen ist eine Intervention bei der es z.b. darum geht bei Provokationen, den Impuls aggressiv zu reagieren, unterdrücken zu können. Bei Beck et al. 2013 wird diese Intervention an dem Beispiel der alkoholinduzierten Aggression beschrieben. Aber auch diese Intervention kann man meiner Meinung nach standardisieren, da sich auch, durch andere Ursachen bedingte Formen der Aggression, so behandeln lassen. Beck et al. 2013 und Volavka 2013 heben zudem die kognitive Verhaltenstherapie hervor. Im Mittelpunkt der kognitiven Verhaltenstherapie stehen die Kognitionen wie Einstellungen, Gedanken, Bewertungen und Überzeugungen. Die Art und Weise wie wir denken, bestimmt wie wir uns fühlen, verhalten und reagieren. Schwerpunkt dieser Intervention ist das bewusstmachen der Kognitionen, deren Überprüfung und Schlussfolgerung auf ihre Angemessenheit, die

Korrektur auf ihre irrationalen Einstellungen und der Transfer von korrigierten Einstellungen ins Verhalten. Diese Form der Intervention wird bei uns auf der Arbeitsstelle angewandt und zeigt eine deutliche erkennbare Wirksamkeit, gegenüber aggressive Verhaltensweisen. Ein weiterer Effekt der kognitiven Verhaltenstherapie besteht darin, dass die Fähigkeit der Empathie gefördert wird, welche ausschlaggebend ist, um Aggressionen zu reduzieren. Cynthia A. et al. 2011 gehen auf den Effekt von körperlichen Aktivitäten (Sport) ein und beschreiben, dass die sportliche Intervention Symptome der posttraumatischen Belastungsstörung lindern bzw. regulieren kann. Da unter den ICD10 Diagnosekriterien Symptome wie Reizbarkeit, Impulsivität und Wutausbrüche beschrieben werden, ist die sportliche Intervention nicht wegzudenken. Dies ist eine Intervention welche gut zu standardisieren ist und, eine gute Validität und Reliabilität aufweist. Eine ähnliche Effizienz weist die Beschäftigung mit Tai Chi auf. Diese Geist-Körper-Praktiken wurde von Sang Hwan Kim et al. 2013 untersucht und sie haben einen deutlichen Rückgang von Symptomen der posttraumatischen Belastungsstörung nachgewiesen (p-Wert <0,05). Das Training für emotionale Kompetenzen von Prof. Dr. Berking 2010 hat das Ziel aufzuklären, wie negative Gefühle entstehen, welche Bedeutung sie haben und wie die organischen Abläufe sind. Wie bei negativen Gefühlen, wie langanhaltender Stress entsteht, wie man negative Gefühle analysieren kann, wie man sie akzeptieren und regulieren kann z.B. durch eine Vielzahl von Übungen (z.B. Atemtechniken, Entspannungsübungen, Euthymie etc.). Diese Interventionen haben den Sinn einen erhöhten Cortisolspiegel (Stresshormon) aktiv zu reduzieren, damit die Amygdala nicht weiter gereizt wird. Diese Interventionsform wird in meinem Setting erfolgreich angewendet und die Reduzierung von aggressiven Gefühlen wird von den Patienten wahrgenommen. Tiergestützte Interventionen können nach Wesenberg 2014 aggressives Verhalten verringern, hier liegt der Fokus bei der Behandlung von demenziell erkrankten Menschen. Bei meiner Arbeit mit Soldaten mit Kriegseinsatzerfahrung, welche meist bei der Rückkehr aggressive Verhaltensweisen aufzeigen, hat einer tiergestützte Intervention mit Hunden auch zu einer Reduzierung der Aggression geführt. Eine Intervention, welche ich immer Praktiziere ist die Kommunikation, welche auf die prophylaktische, deeskalierende (während der Aggression) und reflektierende Art durchgeführt wird. Dies hilft dem Betroffenen seine Situation von der Metaebene aus zu betrachten und kann ihm dabei unterstützen, seine Aggression zu unterdrücken, sich davon abzuwenden oder es nicht zu wiederholen. Die Bezugspflege und auch das Konzept von Primary Nursing (vgl. Deutsches Netzwerk Primary Nursing 2008)

ist meiner Meinung Grundlage einer erfolgreichen Intervention. Wobei die Beziehungs-
arbeit für mich auch als Intervention interpretiert werden kann. Eine professionell gestal-
tete Beziehung zwischen dem Aggressiven Menschen und der Betreuenden Fachkraft ist
Fundament jeder benannten Intervention.

8 Auswahl passender Pflege-Outcomes (NOC) zum Phänomen „Aggression"

Tabelle 3: Pflegeergebnisklassifikation NOC

Bereiche und Klassen	Pflegeergebnis (Beispiel einer Klasse)	Präsenz von Aggression (Itembeispiel)	Praktisches Beispiel
Klasse A - Energieerhaltung (Zit. Pflegeergebnisklassifikation NOC, 2013, S. 254)	*Ruhe: Ausmaß und Muster von verminderter Aktivität zur geistigen und körperlichen Regenerierung.* (Zit. Pflegeergebnisklassifikation NOC, 2013, S. 254)	*Ausmaß an Ruhe* *Ruhequalität* *Geistig ausgeruht* *Emotional ausgeruht* *Energie nach Ruhepause regeneriert* (Zit. Pflegeergebnisklassifikation NOC, 2013, S. 254)	Durch die tägliche progressive Muskelentspannung und der Tagesstrukturberatung, ist Fr. R. bewusst geworden, dass sie deutlicher darauf achten muss, sich nicht zu überfordern. Dies setzt sie um und schafft es, mit mehr Ruhe ihren Alltag zu bewältigen. Regenerationsphasen, durch die Entspannungsübungen sorgen für einen ausgeglichenen Energiehaushalt. So ist Fr. R. (psychisch und physisch) ausgeglichen und hat ihre Stimmungslage im Griff.
Klasse J - Neurokognitive Funktion (Zit. Pflegeergebnisklassifikation NOC, 2013, S. 454)	*Entscheidungsfähigkeit: Die Fähigkeit, Urteile zu fällen und zwischen zwei oder mehr Alternativen zu entscheiden.* (Zit. Pflegeergebnisklassifikation NOC, 2013, S. 454)	*Identifiziert Alternativen* *Wägt Alternativen ab* *Wählt zwischen Alternativen aus* (Zit. Pflegeergebnisklassifikation NOC, 2013, S. 454)	Durch die wöchentlichen Reflexionsgespräche, ist Hr. A. bewusst geworden, dass er sein Verhalten überdenken muss. Er hat eingesehen, dass er in Konfliktsituationen, nicht direkt sein Konfliktpartner beleidigen und/oder diesen Schlagen muss. Dies setzt er jetzt um und kann diese Impulse erkennen und korrigieren. Hr. A. kann alternative Möglichkeiten identifizieren und kann diese anwenden.

Klasse M – Psychosoziales Wohlbefinden (Zit. Pflegeergebnisklassifikation NOC, 2013, S. 561)	Ausmaß von Depression: Das Ausmaß der melancholischen Stimmungslage und des Verhaltens von Interesse an Lebensereignissen. (Zit. Pflegeergebnisklassifikation NOC, 2013, S. 561)	Wut Hoffnungslosigkeit Reizbarkeit (Zit. Pflegeergebnisklassifikation NOC, 2013, S. 561)	Durch die 10 Einheiten Training emotionaler Kompetenzen, kann Fr. M. besser mit ihren negativen Gefühlen umgehen. Die erlernte Fähigkeit Emotionen identifizieren, analysiere und regulieren zu können hilft Fr. M. aus einem Primärgefühl ein Sekundärgefühl zu entwickeln. So bleibt sie in ihrem Verhalten handlungsfähig und so kann sie ihr Handeln kontrollieren. Sie weiß nun, dass es für Probleme Lösungen gibt.
Klasse N – Psychosoziale Anpassung (Zit. Pflegeergebnisklassifikation NOC, 2013, S. 580)	Coping: Die persönlichen Handlungen zur Beherrschung von Stressoren, die an den Ressourcen eines Individuums zehren. (Zit. Pflegeergebnisklassifikation NOC, 2013, S. 580)	Identifiziert effektive Coping-Muster Identifiziert ineffektive Coping-Muster Nutzt effektive Coping-Strategien (Zit. Pflegeergebnisklassifikation NOC, 2013, S. 580)	Durch eine gemeinsame Erstellung eines Notfallplans (welche Situationen machen aggressiv und welche Verhaltensweisen wirken dem entgegen) und dessen regelmäßigen Überprüfung auf Aktualität (einmal pro Monat), kann Fr. K. provozierende Situationen bewusster und genauer identifizieren. So schafft sie es, Impulse (jemanden zu schlagen oder zu beleidigen) frühzeitig zu erkennen und kennt Möglichkeiten wie sie diese Situationen bewältigen kann.
Klasse 0 – Selbstkontrolle (Zit. Pflegeergebnisklassifikation NOC, 2013, S. 595)	Selbstkontrolle bei Aggression: Die Selbstbeherrschung eines beleidigenden, streitsüchtigen oder destruktiven Verhaltens gegenüber Dritte. (Zit. Pflegeergebnisklassifikation NOC, 2013, S. 595)	Nutzt körperliche Aktivität zum Abbau aufgestauter Energie Nutzt Techniken zur Kontrolle von Wut (Zit. Pflegeergebnisklassifikation NOC, 2013, S. 595)	Durch die Anleitung und Beratung von sportlichen Aktivitäten (Kraft-und Ausdauersport), ist Hr. L. Bewusst geworden, dass es wichtig ist überschüssige Energie abzubauen. So kann er den Alltag ausgeglichen bewältigen. Auf diese Art und weiße kann er diese Technik nutzen, um Wutausbrüchen (schreit herum, tritt gegen Gegenstände) vorzubeugen oder in Wutsituationen diese mit

			Sport abzubauen. So kann er sich kontrollieren (psychisch und physisch) und Probleme erkennen und sich ihnen stellen.

9 Fazit und Persönlicher Lerngewinn

Bei der Vielzahl an Definitionen welche die Aggression beschreiben, ist es bedeutend sich festlegen zu können um genaue Aussagen treffen zu können. Bei der Recherche von Definitionen für ein Phänomen, wie die Aggression, ist es wichtig validierte internationale Studien zu prüfen. So ist es möglich diese zu analysieren und Gemeinsamkeiten zu ermitteln. Der Abgleich mit der eigenen Interpretation macht es möglich, eine Definition darzustellen. Dies ist Grundlage um einen professionellen Prozess, wie er beschrieben ist zu erstellen. Die Ermittlung von Faktoren welche, dass Phänomen beeinflussen ist ausschlaggebend, um die Bedeutung und die Auswirkung der Aggression zu verstehen. Diese Faktoren, Bedeutungen und Auswirkungen finden sich als Items zum großen Teil in internationalen Assessmentinstrumenten wieder. Die Aggression messen zu können ist wichtig, so kann man feststellen ob es sich um eine Aggression handelt und/oder in welchem Ausmaß sie vorhanden ist. Die Pflegeberufe benötigen eine eigene Sprache, in Form von Klassifikationen. So wird sichergestellt, dass auf einer professionellen Basis die Pflege möglich ist. Pflegediagnosen nach der NANDA-International sind eine gute Variante der Klassifikationen, um klare Aussagen treffen zu können. Internationale Publikationen beschreiben Interventionen welche auf Validität und Reliabilität geprüft worden sind. Bei dem Phänomen der Aggression, haben Interventions-Bundles eine stärkere Wirksamkeit als einzelne. Meiner Meinung nach, sind es aber nicht die Interventionen allein welche eine Wirksamkeit hervorrufen. Es geht um Grundvoraussetzungen welche eine gute Pflegefachkraft mitbringen muss, wie Empathie, Authentizität und der Einstellung der „Fürsorge". Sind diese Grundvoraussetzungen nicht gegeben, können auch gut validierte Interventionen nicht wirksam sein. Die Pflegeergebnisklassifikation (NOC), können sehr gut mit Pflegediagnosen verbunden werden. Sie geben Auskunft darüber, ob eine Intervention ein Ergebnis herbeiführt und bilden dieses detailliert ab. Dabei ist die Dokumentation wichtig und die Pflegefachkraft muss in der Lage sein sich selbst reflektieren zu können. Um sich dabei zu unterstützen ist es sinnvoll sich Fragen zu stellen wie: Wie spiegelt sich das Outcome in der Praxis wieder? Was habe ich genau getan? Wie habe ich das Pflegeergebnis erlebt? Kommt der gewünschte Indikator raus? Meiner Ansicht nach bildet dieser Prozess die Professionalität ab und nur so kann auf einer professionellen Basis gepflegt werden. Die Aufgaben der Pflege haben sich in den letzten Jahrzehnten verändert und modernisiert. So ist es von großer Bedeutung, dass Niveau der Pflege anzupassen. Die Herausforderung, die Pflegewissenschaften in die Praxis zu implementieren, kann von akademischen Pflegefachkräften übernommen werden.

Literaturverzeichnis

A. Zeh, A. Schablon, C. Wohlert, D. Richter, A. Nienhaus Gewalt und Aggression in Pflege- und Betreuungsberufen – Ein Literaturüberblick Berufsgenossenschaft für Gesundheitsdienst und Wohlfahrtspflege Berner Fachhochschule, Fachbereich Gesundheit 2009; 71: 449–459

Anne Beck, Andreas Heinz, Alcohol-Related Aggression—Social and Neurobiological Factors, Dtsch Arztebl Int 2013; 110(42): 711–5. DOI: 10.3238/arztebl.2013.0711

Boon-Chuan Eric LIM A Systematic Literature Review: Managing the Aftermath Effects of Patient's Aggression and Violence Towards Nurses Singapore Nursing Journal 2010

Cynthia A. LeardMann, Molly L. Kelton, Besa Smith et al., Prospectively Assessed Posttraumatic Stress Disorder and Associated Physical Activity, Public Health Reports / May–June 2011 / Volume 126

Deutsches Netzwerk Primary Nursing 2008: Merkmale von Primary Nursing

Jan Volavka Violence in Schizophrenia and Bipolar Disorder New York University School of Medicine, New York, USA © Medicinska naklada - Zagreb, Croatia Psychiatria Danubina, 2013; Vol. 25, No. 1, pp 24-33

Menahem I. Krakowski and Pal Czobor Depression and Impulsivity as Pathways to Violence: Implications for Antiaggressive Treatment Schizophrenia Bulletin vol. 40 no. 4 pp. 886–894, 2014 doi:10.1093/schbul/sbt117 Advance Access publication August 13, 2013

Peter Tyrer, Tim Kendall, Richard Barnett et al. Violence and Aggression Short-term management in mental health, health and community settings Updated edition NICE Guideline NG10 National Collaborating Centre for Mental Health *commissioned by the* National Institute for Health and Care Excellence *published by* The British Psychological Society and The Royal College of Psychiatrists © The British Psychological Society and The Royal College of Psychiatrists, 2015

Pflegediagnosen, Definitionen und Klassifikationen 2012-2014, NANDA International, Deutsche Ausgabe übersetzt von Dr. Holger Mosebach, © 2013 RECOM GmbH &Co. KG

Prof. Dr. Matthias Berking, Training emotionaler Kompetenzen, 2. Auflage 2010, © Springer Verlag GmbH

Pschyrembel Klinisches Wörterbuch 2011, Auflage 262, Verlag De Gruyter

Sang Hwan Kim, PhD, Suzanne M. Schneider, PhD, Len Kravitz, PhD, Christine Mermier, PhD, and Mark R. Burge, MD Mind-body Practices for Posttraumatic Stress Disorder NIH Public Access J Investig Med. 2013 June ; 61(5): 827–834. doi:10.231/JIM.0b013e3182906862.

Sandra Wesenberg,Tiergestützte Interventionen in der Demenzbetreuung, 2014, Verlag Springer VS

BEI GRIN MACHT SICH IHR WISSEN BEZAHLT

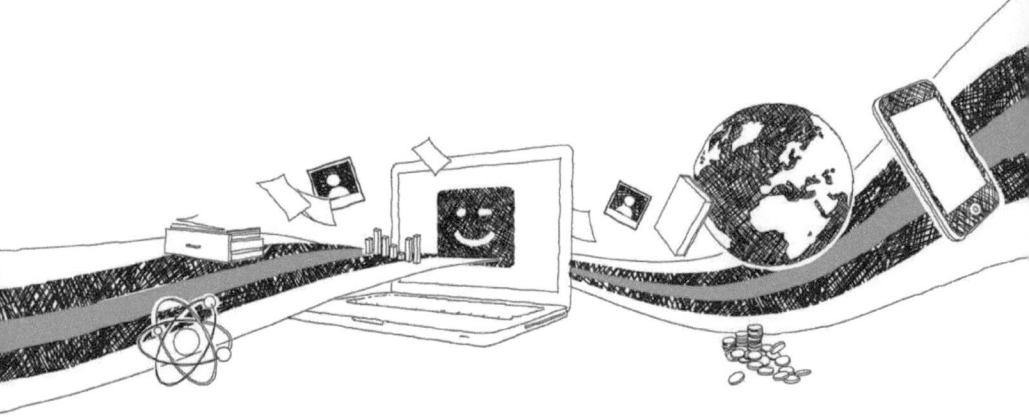

- Wir veröffentlichen Ihre Hausarbeit, Bachelor- und Masterarbeit

- Ihr eigenes eBook und Buch - weltweit in allen wichtigen Shops

- Verdienen Sie an jedem Verkauf

Jetzt bei www.GRIN.com hochladen und kostenlos publizieren

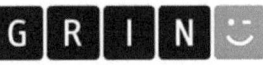